BEI GRIN MACHT SICH IHR WISSEN BEZAHLT

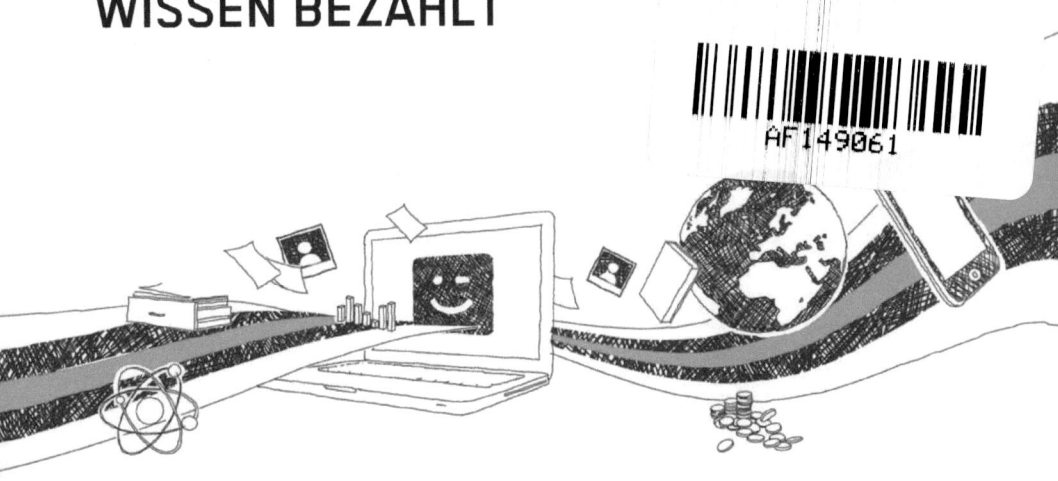

Sven Schneider

Das subjektive Gesundheitsempfinden im Lebensverlauf

GRIN Verlag

Bibliografische Information der Deutschen Nationalbibliothek:

Die Deutsche Bibliothek verzeichnet diese Publikation in der Deutschen National-
bibliografie; detaillierte bibliografische Daten sind im Internet über http://dnb.d-
nb.de/ abrufbar.

Impressum:

Copyright © 1999 GRIN Verlag GmbH
Druck und Bindung: Books on Demand GmbH, Norderstedt Germany
ISBN: 978-3-638-64262-0

Dieses Buch bei GRIN:

http://www.grin.com/de/e-book/12796/das-subjektive-gesundheitsempfinden-im-
lebensverlauf

GRIN - Your knowledge has value

Der GRIN Verlag publiziert seit 1998 wissenschaftliche Arbeiten von Studenten, Hochschullehrern und anderen Akademikern als eBook und gedrucktes Buch. Die Verlagswebsite www.grin.com ist die ideale Plattform zur Veröffentlichung von Hausarbeiten, Abschlussarbeiten, wissenschaftlichen Aufsätzen, Dissertationen und Fachbüchern.

Besuchen Sie uns im Internet:

http://www.grin.com/

http://www.facebook.com/grincom

http://www.twitter.com/grin_com

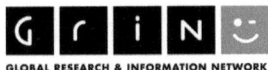
Das subjektive Gesundheitsempfinden im Lebensverlauf

von

Sven Schneider

Das subjektive Gesundheitsempfinden im Lebensverlauf

Sven Schneider

Gliederung:

Zusammenfassung:

Angaben zum subjektiven Gesundheitsempfinden korrelieren positiv mit objektiven Gesundheitsindikatoren (wie etwa die Anzahl der Arztbesuche, vergangene Krankenhausaufenthalte oder Kuren, der Behinderungsgrad oder das Vorhandensein chronischer Leiden), eine weitgehende Determination existiert allerdings nicht. Somit stellt sich die Frage nach den übrigen Determinanten des subjektiven Gesundheitsempfindens. Der vorliegende Beitrag zeigt anhand von Befragungsdaten des Sozio-ökonomischen Panel zum einen die Entwicklung des subjektiven Gesundheitsempfindens im Lebensverlauf und zum anderen die Einflußfaktoren auf das subjektive Gesundheitsempfinden auf. Befragte, die unter objektiven Kriterien als gleich krank resp. gesund einzustufen sind, unterscheiden sich in ihrem subjektiven Gesundheitsempfinden: So fühlen sich unter Konstanthaltung verfügbarer objektiver Indikatoren Ältere, Befragte mit geringer Schulbildung und Befragte aus den neuen Bundesländern subjektiv kranker. Mit fortschreitendem Alter geht - ceteris paribus - ein zunehmender pessimistic bias, also eine zunehmende Schlechtereinstufung der eigenen Gesundheit einher. Im Anschluß an die empirischen Analysen werden mögliche Ursachen für die gefundenen Effekte diskutiert

Key Words:

Subjective Health - Objektive Health - Correlates of Health Status - Subjective Health among Aged

1   Einleitung

Die zentrale Bedeutung der Gesundheit in unserer Gesellschaft ist unbestritten. Ein
erheblicher Anteil der volkswirtschaftlichen Gesamtleistung des Sozialstaates dient der
Aufrechterhaltung respektive der Wiederherstellung der Gesundheit seiner Bürger. Auch ist
die herausragende Bedeutung des Gesundheitszustandes für die Lebenszufriedenheit des
Individuums hinreichend bekannt, insbesondere die Bedeutungszunahme des individuellen
Gesundheitszustandes in der zweiten Lebenshälfte (Larson 1978, Schuhmacher 1996).
So verwundert es nicht, daß die Erhebung des Gesundheitszustandes zu den Standardfragen
sozialwissenschaftlicher Erhebungen gehört. In der Regel wird dabei die subjektive
Einschätzung durch den Befragten ermittelt. Dies geschieht meist mittels einer Globalfrage
beispielsweise nach dem Muster 'Wie zufrieden sind sie mit Ihrer Gesundheit?'
(Sozioökonomisches Panel) oder 'Ist Ihr gegenwärtiger Gesundheitszustand sehr gut / gut /
zufriedenstellend / weniger gut / schlecht?' (Familiensurvey). Als Antwortvorgaben finden
sich meist drei- bis elfstufige Skalen. Eine derartige Operationalisierung anhand einer
subjektiven Einstufung hat den Vorteil, schneller, billiger und praktikabler zu sein, als den
Gesundheitszustand durch einen externen Sachverständigen (Arzt, Pflegepersonal) nach
standardisierten medizinischen Kriterien einschätzen zu lassen oder eindeutig meßbare
Angaben wie etwa die Anzahl der Arztbesuche innerhalb der letzten drei Monate oder die
Anzahl einzunehmender Medikamente o.ä. zu erheben. Nun korrelieren Angaben zum
subjektiven Gesundheitsempfinden erwartungsgemäß positiv mit den letztgenannten
objektiven Gesundheitsindikatoren, eine völlige Determination existiert allerdings nicht
(Markides 1979, Ferraro 1980, Cockerham et al. 1983, Levkoff et al. 1987, Borchelt et al.
1996, Jylhä et al. 1996). Somit stellt sich die Frage nach der Aufklärung der Restvarianz, d.h.
welche weiteren Faktoren (neben dem objektiven Gesundheitszustand) das subjektive
Gesundheitsempfinden determinieren. Einige Autoren betonen dabei das Lebensalter als einen
weiteren bedeutenden Faktor. Offenbar verändert sich also das subjektive
Gesundheitsempfinden im Lebensverlauf (Ferraro 1980, Cockerham et al. 1983, Borchelt et
al. 1996). Die Notwendigkeit einer Unterscheidung von objektiven von subjektiven Angaben
wird auch bei der Vorhersage zukünftiger Morbidität und Mortalität bedeutsam. Maddox /
Douglas (1973), LaRue et al. (1979), Salthouse et al. (1990) und Stolar et al. (1992) berichten,
daß das subjektive Gesundheitsempfinden ein guter Prädiktor für zukünftige Morbidität und

Mortalität sei. Das subjektive Gesundheitsempfinden ist bei der Vorhersage zukünftiger Mortalität gar ein besserer Prädiktor als objektive Variablen (Willits / Crider 1988).

Vor diesem Hintergrund sollen im folgenden verschiedene Einflußfaktoren auf ihre Erklärungskraft für das subjektive Gesundheitsempfinden überprüft werden. Die Fragestellung im ersten Teil der folgenden empirischen Analysen wird dabei sein: Wie verändert sich das subjektive Gesundheitsempfinden im Lebensverlauf? Der zweite Teil widmet sich der Fragestellung: Durch welche Faktoren wird das subjektive Gesundheitsempfinden (unter Konstanthaltung objektiver Indikatoren) determiniert? Besonderes Augenmerk wird dabei auf die Bedeutung des Lebensalters als Determinante subjektiven Gesundheitsempfindens zu richten sein.

2   Forschungsstand

Eine mögliche Vorgehensweise zur Analyse des Alterseinflusses auf das subjektive Gesundheitsempfinden ist eine bivariate Betrachtung. Bei der Mehrzahl derartiger Studien findet sich ein negativer Einfluß des Lebensalters auf das subjektve Gesundheitsempfinden (Übersicht 1). Dennoch wird ein solcher Zusammenhang nicht in allen Studien berichtet. Teilweise ergibt sich unter bivariater Perspektive kein oder ein positiver Zusammenhang.

**Übersicht 1: Bivariate Studien zum Alterseinfluß auf das subjektive Gesundheits-
empfinden.**

Studienmerkmale und Ergebnis	Autor							
	Linn, Linn. (1980)	Jylhä et al. (1986)	Salthouse et al. (1990)	Werner (1992)	Simmon (1993)	Gesundheit sreferat der Landes- hauptstadt München (1995)	Borchelt et al. (1996)	Perrig- Chiello, et al. (1996)
Erhebungsjahr und - region	k.A., USA[1]	1981, Jyväskyla, Finnland	k.A. USA	1986-89 , Bezirk Halle	1991, Lübeck	1992-1993, München	1990-93, Berlin	1993-95, Basel
Alter der Befragten	65 Jahre und älter	31 bis 35, 51 bis 55, 71 bis 75 Jahre	20 bis 79 Jahre	Unter 25 bis über 60 Jahre	Über 60 Jahre	Über 60 Jahre	70 bis 103 Jahre	65 bis 94 Jahre
Stichprobengröße[2]	N = 263	N = 360	N = 362	N = 3.794	N = 941	N = 1.742	N = 516	N = 442
Richtung des Alterseinflusses auf das subjektive Gesundheits- empfinden.[3]	+	—	0	—	—	—	0	—

1) Heimbewohner.
2) Soweit bekannt: Größe der in die Berechnungen eingeflossenen Teilstichprobe, anderenfalls: Gesamtstichprobengröße.
3) 0: kein signifikanter Alterseinfluß feststellbar.

Quelle: eigener Entwurf.

Zur Untersuchung, aus welchen weiteren Faktoren sich das subjektive Gesundheitsempfinden konstituiert, scheint deshalb eine multivariate Betrachtungsweise unabdingbar. In Übersicht 2 sind einige Studien gegenübergestellt, die die Einflußfaktoren auf das subjektive Gesundheitsempfinden unter multivariater Perspektive überprüfen.

Übersicht 2: Multivariate Studien zum Alterseinfluß auf das subjektive Gesundheitsempfinden.

Studienmerkmale und verwendete Variablen	Autor					
	Markides, M. (1979)	Ferraro, K. F. (1980)	Cockerham, W.C. et al (1983)	Levkoff, S.E. et al. (1987)	Hooker, K., Siegler, I.C. (1993)	Borchelt, M. et al. (1996)
Studienmerkmale						
Erhebungsjahr und -region	1976, San Antonio, USA	1973, USA	1980, Illinois, USA	ca. 1882, Wisconsin, USA	1986, Durham NC, USA[1]	1990-93, Berlin
Alter der Befragten	60 Jahre und älter	65 Jahre und älter	18 bis 93 Jahre	45 bis 89 Jahre	65 bis 87 Jahre	70 bis 103 Jahre
Stichprobengröße[2]	N = 480	N = 3.195	N = 660	N = 460	N = 203	N = 516
Methode	Pfadanalyse	Regression	Regression	Regression	Regression	Regression
Variablen und Ergebnisse[3]						
Alter	0	+ ***	+ *	0	0	+ *
Index obj. Gesundheitszustand[4]	—*					
Anzahl an Erkrankungen		— ***	— **	— ***		— **
Anzahl verordn. Medikamente						— **
ADL-Beeinträchtigungen						— *
Körperbehinderung[5]		— ***				
Depression[5]				— *		0
Alter*Depression				— *		
Schulbildung	+ *	+ ***	+ *	+ ***		0
Frau [5]	0	+ ***	0	0	0	0
Einkommen	+ *		0			0
Familienstand			0			

Anm.: Abhängige war in allen Studien der subjektive Gesundheitszustand. Hohe Werte der Abhängigen bedeuteten gute subjektive Gesundheit.

+ : positiver Effekt, — negativer Effekt, 0 : Prädiktor kontrolliert und nicht signifikant;

*** $p < 0.001$; ** $p < 0.01$; * $p < 0.05$;
1) Befragt wurden nur Weiße.
2) Größe der in die Berechnungen eingeflossenen Teilstichprobe.
3) In den Studien von Borchelt et al. (1996) und Hooker / Siegler (1993) wurden auch psychologische und medizinische Variablen, bei Markides (1979) und Cockerham et al. (1983) auch ethnische Variablen berücksichtigt, deren meist geringer Einfluß hier nicht wiedergegeben ist.
4) Hohe Index-Werte bedeuten einen objektiv schlechten Gesundheitszustand.
5) Dummyvariable, die bei Vorliegen der genannten Ausprägung mit 1, ansonsten mit 0 kodiert ist.
Quelle: eigener Entwurf.

Unter Konstanthaltung objektiver Indikatoren wird der vorher negative Alterseinfluß nicht signifikant oder es ergibt sich ein positiver Alterseffekt (Übersicht 2). Je älter der Befragte ist, desto positiver empfindet er demnach einen konstantgehaltenen Gesundheitszustand. Bei den Studien von Levkoff et al. (1987) und Hooker / Siegler (1993) ergibt sich dagegen ein (nicht signifikanter) negativer Alterseffekt.

Bei der Mehrzahl der betrachteten multivariaten Studien läßt sich außerdem kein signifikanter Geschlechtseffekt nachweisen (Übersicht 2). Zwischen Bildungsniveau (i.d.R. operationalisiert mit der Anzahl an Schuljahren) und dem subjektivem Gesundheitsempfinden ergibt sich in den meisten Studien ein positiver Zusammenhang (Übersicht 2).

3   Hypothesen

Wird in multivariaten Analysen ein positiver Alterseffekt gefunden (Ferraro 1980, Cockerham et al. 1983, Borchelt et al. 1996), bedient man sich zur Erklärung häufig der Referenzgruppen-Theorie. Diese besagt, daß das Individuum sich bei der Bewertung der eigenen Gesundheit an der eigenen Peer-Group und nicht an der Gesamtpopulation mißt. Borchelt et al. (1996) fügt zur Erklärung das Phänomen des 'abwärts gerichteten' Vergleiches hinzu: Man vergleiche sich vorrangig mit *den* Peers, die einen schlechteren Gesundheitszustand haben. Mit zunehmendem Alter schließe man außerdem auch die bereits verstorbenen Peers in diesen Vergleich mit ein, so daß sich auch daraus eine positive Bewertung der eigenen Gesundheit ergebe (Stolar et al. 1992). Wird das subjektive Gesundheitsempfinden nicht durch eine allgemein gehaltene Frage (Globalfrage) erfaßt, sondern ist bereits in der Frage explizit ein Vergleich zu Gleichartigen gefordert (Komparativfrage), müßte sich demnach der Alterseffekt verstärken. In der Berliner Altersstudie existieren idealerweise beide Fragealternativen. Multivariate Berechnungen auf Grundlage der Komparativfrage ergaben tatsächlich stärkere, positive Alterseffekte als bei der Variante mit der Globalfrage als abhängige Variable (Borchelt et al. 1996). Angel / Thoit (1987) sprechen von einem Self-Labeling-Prozeß. Auftretende Beschwerden werden nicht in jedem Alter gleich bewertet. Entscheidend sei der Vergleich mit der Referenzgruppe. Sind die wahrgenommenen Beschwerden innerhalb dieser Referenzgruppe 'normal', werden sie weniger negativ interpretiert als in jüngeren

9

Referenzgruppen, die eine geringere Prävalenz hinsichtlich dieser Beschwerden aufweisen. Ein bislang nicht beachteter Erklärungsfaktor für einen positiven Alterseffekt läßt sich aus dem Befund von Rodgers / Herzog (1987) ableiten. Er stellt einen mit dem Alter zunehmenden Trend zu sozial erwünschtem Antwortverhalten fest. Linn/Linn (1980) argumentieren angesichts des gefundenen positiven Alterseffektes, daß sehr alte Menschen als biologische Eliten anzusehen seien, die bis in hohe Alter beschwerdefrei bleiben und schwere Erkrankungen erst unmittelbar vor dem Tode erleiden. Umgekehrt sei in den Vergleichsgruppen der Anteil an Personen hoch, die über einen längeren Zeitraum an schweren Erkrankungen leiden, welche in relativ jungen Jahren zum Tode führen. Dagegen finden sich für einen negativen Alterseffekt (wie etwa bei Levkoff et al. (1987) und Hooker / Siegler (1993) bislang keine etablierten Erklärungsansätze.

Die Referenzgruppen- und die Self-Labeling-Hypothese haben folgende wichtige Implikation für die methodische Umsetzung: Bei einem multivariaten Vorgehen ist der objektive Gesundheitszustand konstantzuhalten, also als weitere unabhängige Variable zu berücksichtigen. Dies ist bis auf einen Fall in allen angeführten Studien geschehen. In der Synopse zeigt sich, daß darin objektive Gesundheitsindikatoren (fast) vollständig in die erwartete Richtung weisen (Übersicht 2). Sie sind durchgehend die besten Prädiktoren für das subjektive Empfinden. Je schlechter der auf verschiedene Art operationalisierte, objektive Gesundheitszustand ist, desto schlechter ist auch das subjektive Gesundheitsempfinden.

In den betrachteten Studien läßt sich außerdem kein signifikanter Geschlechtseffekt nachweisen. Dagegen finden sich unter bivariater Perspektive widersprüchliche Befunde bezüglich eines Geschlechtsunterschiedes im subjektiven Gesundheitsempfinden. (Fabrizius 1983, Simmon 1993, BMFuS 1993, Werner 1992, Gesundheitsreferat München 1995, Lehr / Grünendahl 1995). Zimmermann (1977) vermutet beispielsweise, daß (häufig nichtberufstätige) Frauen über bessere zeitliche Möglichkeiten verfügten, einen Arzt aufzusuchen. Dies wirke sich sowohl auf objektive Indikatoren (Anzahl bekannter Diagnosen, Anzahl an Arztbesuchen) als auch auf das subjektive Empfinden aus: Das Wissen um eine entdeckte Erkrankung erhöhe die Bereitschaft, sich den Status 'krank' zuzuschreiben (Zimmermann 1977). Diese These würde zwar einen Geschlechtseffekt bezüglich objektiver wie subjektiver Indikatoren erklären. Trotzdem ist unter multivariater Perspektive wegen der beiderseitigen Wirkungsrichtung kein Geschlechtseffekt zu erwarten.

Die Erklärung des Bildungseffektes ist bei Konstanthaltung des objektiven Gesundheitszustandes unabhängig von der Frage, ob Gebildete tatsächlich eine bessere objektive Gesundheit aufweisen. So ließe sich annehmen, daß gebildetere Personen aufgrund besserer ökonomischer Ausstattung sich eher einen gesunden Lebensstil leisten können als die Vergleichgruppe. Man denke an eine gesündere Ernährung, geringere gesundheitliche Belastung im Beruf und eine bessere ärztliche Versorgung (private Krankenversicherung u.ä.). In Anbetracht dessen ergeben sich stattdessen folgende Erklärungswege: Bei gleicher Erkrankung ist es Gebildeteren (und damit oft auch ökonomisch Bessergestellten) eher möglich, Maßnahmen zu ergreifen, um die aus der Erkrankung resultierenden, *subjektiven* Beeinträchtigungen so gering wie möglich zu halten. Als Beispiel sei die Anschaffung und/oder Installation geeigneter Hilfsmittel angeführt (Treppen- oder Wannenlifte, qualitativ hochwertige Prothesen, Gehhilfen, Hörgeräte u.ä.). Bei höher gebildeten Befragten, die unter objektiven Kriterien als gleich krank resp. gesund einzustufen wären wie Befragte mit geringerer Bildung, wirkt sich die gleiche objektive Erkrankung demnach subjektiv weniger belastend aus. Ein anderes Argument ist, daß bei Gebildeteren das Wissen über eine Krankheit, deren Heilungsmöglichkeiten und deren Folgen besser ist. Dadurch reduziert sich die Angst vor deren weiterem Verlauf und die Erkrankung wird subjektiv nicht überbewertet. Hinzu kommt, daß negative Auswirkungen der Erkrankung wie Arbeitsplatzverlust und drohende ökonomische Einbußen bei Gebildeteren subjektiv weniger folgenreich erscheinen als bei der Vergleichsgruppe (Markides 1979).[1] Sämtliche Argumentationen legen für Personen mit höherer Schulbildung eine positivere Einschätzung einer etwaigen Erkrankung nahe. Dieser Erklärungsansatz ist unabhängig von der Frage, für welche der Vergleichsgruppen eine realistischere Einschätzung zu vermuten ist. So ist eine subjektive Verharmlosung für die höher Gebildeten ebenso möglich wie die subjektive Dramatisierung derjenigen mit geringerer Bildung.

Gleiches dürfte auch bei auf die Bundesrepublik Deutschland bezogenen Analysen für die Wohnregion ('Neue / Alte Bundesländer') zutreffen. Bei gleicher Qualifikation bekleiden Personen in den neuen Bundesländern häufig vergleichsweise schlechter bezahlte berufliche Positionen mit außerdem geringerem Anforderungsprofil und geringerer Arbeitsplatzsicherheit. Hinzu kommt, daß die Arbeitslosenquote in den neuen Bundesländern

---

[1] Eine ähnliche Argumentation ließe sich für den positiven Einkommenseffekt anführen (Übersicht 2).

11

sehr viel höher liegt als in den alten Ländern. Die oben für das Bildungsniveau angeführte
Argumentation trifft nach Ansicht des Autors auch hier den Kern: Bei gleichem
Bildungsniveau sind Personen in den Neuen Ländern i.d.R. ökonomisch schlechter gestellt,
was zu einem subjektiv schlechteren Gesundheitsempfinden als in der Vergleichsgruppe
führen könnte. Auch hier gilt das für den Bildungseffekt Gesagte: Es läßt sich nur die
Richtung des Effektes ableiten.

4   Daten

Datengrundlage der nachfolgenden Analysen ist das Sozio-ökonomische Panel. Seit 1984
werden mit dem Sozio-Ökonomischen Panel durch wiederholte Befragungen regelmäßig
repräsentative Mikro-Längsschnittdaten für Personen, Haushalte und Familien in
Westdeutschland bereitgestellt. Im Juni 1990 wurde die Panelerhebung auch auf das Gebiet
der fünf Neuen Bundesländer ausgedehnt (SOEP-Ost). Mit der Datenerhebung ist Infratest
Sozialforschung, München, beauftragt. Der Start des SOEP-West erfolgte mit rund 6.000
Privathaushalten. In den darauffolgenden Wellen wurden dann in Westdeutschland jährlich
jeweils zwischen 4.000 und 5.000 Personen befragt. Seit 1990 ergänzen jeweils ca. 2.000
Interviews zu Ostdeutschland das Panel. Erhebungsinstrumente sind meist mündliche Face-to-
face-Interviews (Hanefeld 1987: 182ff.)

Die folgenden Analysen beziehen die Fragestellung auf 16- bis über 90jährige Personen
deutscher Staatsangehörigkeit in bundesdeutschen Privathaushalten. Datengrundlage waren
dabei die Erhebungsjahre 1984-1994. In einem ersten Selektionsschritt waren aus dem
Ursprungsdatensatz alle Personen auszuschließen, die bis zum Vergleichsjahr 1994 bereits aus
der Untersuchung ausgeschieden waren. Als Gründe für das Ausscheiden seien hier
exemplarisch Tod, Umzug ins Ausland oder Verweigerung der weiteren Teilnahme genannt.
Ein zweiter Auswahlschritt war notwendig, um die Befragten ausländischer
Staatsangehörigkeit zu separieren. In einem dritten Schritt waren SOEP-Befragte zu
selektieren, die während des Untersuchungszeitraumes in ein Heim übergesiedelt waren. Die
verwendeten SOEP-Variablen sowie deren Operationalisierung und Codierung ist außerdem
in Übersicht 3 dargestellt.

Übersicht 3: Definition der verwendeten abhängigen und unabhängigen Variablen

Variable	Operationalisierung	Codierung
Subjektiver Gesundheitszustand	Zufriedenheit mit der eigenen Gesundheit	1 = sehr unzufrieden 10 = sehr zufrieden
Arztbesuche	Anzahl der Arztbesuche innerhalb der letzten drei Monate	metrisch
Krankenhausaufenthalte	zurückliegender Krankenhausaufenthalt des Befragten	1 = Krankenhausaufenthalt 0 = kein Krankenhausaufenthalt
Kur	zurückliegender Kuraufenthalt des Befragten	1 = Kuraufenthalt 0 = kein Kuraufenthalt
Behinderungsgrad	medizinisch festgestellter Grad der Behinderung	metrisch im Intervall 0 - 100 entsprechend dem Behinderungsgrad
Chronische Erkrankung	aktuell vorliegende Diagnose einer chronischen Erkrankung	1 = chronisch krank 0 = nicht chronisch krank
Alter	Alter des Befragten zum Befragungszeitpunkt, Referenzkategorie: 16 bis unter 30 Jahre	äquidistant in 10-Jahresintervallen
Neue Bundesländer	Wohnregion zum Befragungszeitpunkt	1 = Neue Bundesländer incl. ehem. West-Berlin 0 = Alte Bundesländer incl. ehem. Ost-Berlin
Mittlere Reife	Referenzkategorie: Grund- oder Hauptschulabschluß	1 = Mittlere Reife 0 = anderer Schulabschluß
Abitur oder Fachhochschulreife	Referenzkategorie: Grund- oder Hauptschulabschluß	1 = Abitur oder Fachhochschulreife 0 = anderer Schulabschluß
Frau	-	1 = Frau 0 = Mann
Verwitwet	Referenzkategorie: Verheiratet	1 = verwitwet 0 = nicht verwitwet
Geschieden	Referenzkategorie: Verheiratet	1 = geschieden 0 = nicht geschieden
Ledig	Referenzkategorie: Verheiratet	1 = ledig 0 = nicht ledig
Katholisch	Referenzkategorie: Sonstige Konfession oder konfessionslos	1 = katholisch 0 = nicht katholisch

Quelle: eigener Entwurf.

Die nachfolgenden Analysen stützen sich nach diesen Selektionsschritten auf insgesamt 8.691 Fälle. Operationalisiert ist der subjektive Gesundheitszustand im folgenden durch eine 10stufige Skala, bei der hohe Werte eine gute subjektive Gesundheit bedeuten. Die Datengrundlage und deren Repräsentativität ist an anderer Stelle bereits ausführlich dargestellt (Hanefeld 1987, Rendtel 1995).

5 Ergebnisse

Zunächst ist die altergruppenspezifische Betrachtung des objektiven Gesundheitszustandes und des subjektiven Gesundheitsempfindens wiedergegeben (Abbildung 1). Es zeigt sich ein von Altersgruppe zu Altersgruppe schlechteres subjektives Gesundheitsempfinden. Weiterführende, hier nicht wiedergegebene geschlechtsspezifische Berechnungen zeigen, daß Frauen gleichbleibend über alle Altersgruppen ca. 0,5 Einheiten geringere Mittelwerte aufweisen als Männer. Hiermit korrespondierend nimmt die Zahl der Arztbesuche von Altersgruppe zu Altersgruppe stetig zu.[2]

Abbildung 1: Objektiver Gesundheitszustand und subjektives Gesundheitsempfinden von Personen in Privathaushalten nach Altersgruppen

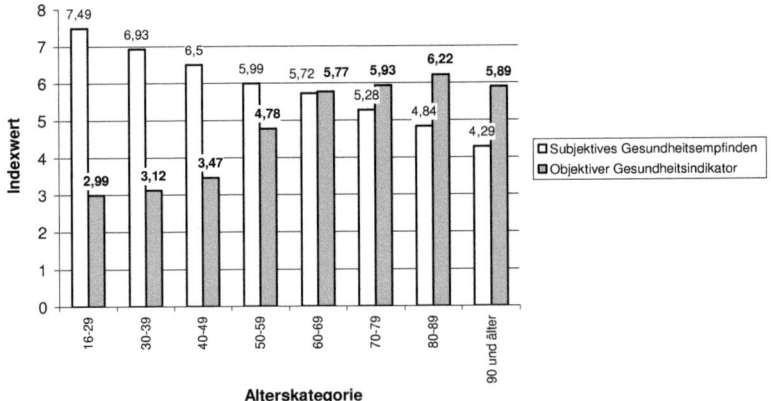

Anm.: Der objektive Gesundheitszustand wurde mittels der Anzahl der Arztbesuche innerhalb der letzten drei Monate operationalisert. Beim subjektiven Gesundheitszustand bedeuten hohe Werte gute subjektive Gesundheit.

Quelle: SOEP, eigene Berechnungen.

In Abbildung 2 sind die Korrelationen zwischen objektiven Gesundheitsindikatoren und subjektivem Gesundheitsempfinden für Personen in Privathaushalten und für Personen in Heimen dargestellt (Pearsons Korrelationskoeffizienten). Es zeigt sich ein umgekehrt U-förmiger Verlauf der Korrelationskoeffizienten. Bei den 40 bis 59jährigen ist der

14

Zusammenhang zwischen objektivem Indikator und subjektivem Empfinden am stärksten. Bei den jüngeren und älteren Kohorten ist der Zusammenhang am geringsten. Dieses Ergebnis korrespondiert mit dem von Borchelt et al. (1996): Dieser weist anhand der Berliner Altersstudie auf eine mit zunehmendem Alter schwächer werdende Korrelation zwischen subjektiver und objektiver Gesundheit hin.

Abbildung 2: Korrelationen zwischen der Anzahl der Arztbesuche und subjektivem Gesundheitsempfinden nach Alterskategorien

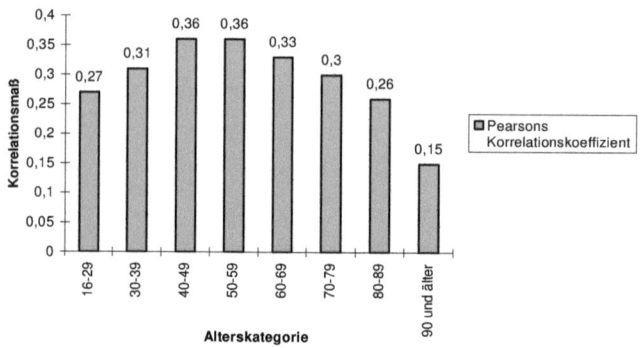

Anm.: Es wurde Pearsons Korrelationskoeffizient für den Zusammenhang zwischen der Anzahl der Arztbesuche und dem subjektiven Gesundheitszustand berechnet.

Quelle: SOEP, eigene Berechnungen

Unter multivariater Perspektive soll nun die Bedeutung der diskutierten Faktoren auf den subjektiven Gesundheitszustand untersucht werden (Tabelle 1).

Tabelle 1: Einflußfaktoren auf die subjektive Zufriedenheit mit der Gesundheit

Einflußfaktoren:	Modell 1[5]	Modell 2[5]
Arztbesuche[1]	-0,10***	0,09***
Krankenhausaufenthalt	-0,45***	-0,42***

[2] Die Mittelwerte für die 90jährigen und Älteren basieren auf der geringen Fallzahl von N = 28.

Kur	-0,32**	-0,30**
Behinderungsgrad	-0,02***	-0,01***
Alter: 30 bis unter 40[2]	-0,50***	-0,44***
Alter: 40 bis unter 50	-0,85***	-0,67***
Alter: 50 bis unter 60	-1,18***	-0,87***
Alter: 60 bis unter 70	-1,12***	-0,67***
Alter: 70 bis unter 80	-1,49***	-1,01***
Alter: 80 bis unter 90	-2,11***	-1,58***
Alter: 90 und älter	-2,38***	-1,80***
Chronische Erkrankung		-1,00***
Neue Bundesländer[3][4]		-0,38***
Mittlere Reife[3]		+0,30***
Abitur od. Fachhochschulreife[3]		+0,30***
Frau[3]		-0,04
Verwitwet[3]		-0,15
Geschieden[3]		-0,17
Ledig[3]		+0,05
Katholisch[3]		0,00
Konstante	7,87***	7,85***
Fallzahl	8.691	8.691
r^2	0,2281	0,2708

*** : $p < 0,001$; ** $p < 0,01$; * $p < 0,05$;

1) Anzahl der Arztbesuche innerhalb der letzten drei Monate.
2) Referenzkategorie: 16 Jahre bis unter 30 Jahre
3) Dummyvariable, die bei Vorliegen der genannten Ausprägung mit 1, ansonsten mit 0 kodiert ist.
4) incl. ehem. Ost-Berlin.
5) Als Methode wurde die multivariate lineare Regressionsanalyse gewählt.

Quelle: SOEP / eigene Berechnungen

In Modell 1 sind zunächst die oben beschriebenen objektiven Gesundheitsindikatoren und der Einfluß des Alters auf das subjektive Gesundheitsempfinden simultan kontrolliert. Man erhält einen von Altersgruppe zu Altersgruppe fast durchgängig höheren negativen Alterseffekt.[3] Da ein Teil des Alterseffektes möglicherweise auf unterschiedliche strukturelle Eigenschaften innerhalb der Subgruppen zurückzuführen ist, sind in Modell 2 weitere soziostrukturelle Variablen zusätzlich kontrolliert. Dabei zeigt sich, daß (ceteris paribus) höheres Bildungsniveau hypothesenkonform tatsächlich mit subjektiv besserem Gesundheitsempfinden einhergeht. Ebenfalls erhält man einen signifikanten Regionaleffekt: Befragte aus den neuen Bundesländern fühlen sich - bei objektiv gemessen gleichem Gesundheitszustand - subjektiv schlechter. Gleichzeitig reduziert sich der Alterseffekt durchgängig. Beachtenswert ist außerdem, daß ein signifikanter Geschlechtseffekt nicht nachweisbar ist. Im folgenden werden mögliche Ursachen für die gefundenen Effekte diskutiert

---

[3] Die 16 bis unter 30jährigen fungieren als Referenzkategorie .

6   Interpretation

In Abbildung 1 zeigt sich ein von Altersgruppe zu Altersgruppe schlechteres subjektives Gesundheitsempfinden. Die Frage, ob es sich hier anstelle eines Alterseffektes um einen Kohorteneffekt handelt, kann mit den vorliegenden (Querschnitts-)daten nicht endgültig beantwortet werden. In Anbetracht der kontinuierlich geringerwerdenden Mittelwerte und aufgrund der Tatsache, daß dieser negative Alterseinfluß auch in Studien aus früheren Erhebungsjahren nachgewiesen wurde, scheint ein Alterseffekt wahrscheinlicher.

Den Zusammenhang zwischen objektiven und subjektiven Indikatoren - dargestellt in Abbildung 2 - kann man als Maß dafür interpretieren, wie realistisch das subjektive Empfinden der eigenen Gesundheits ist. Dieser Zusammenhang läßt sich - da andere objektive Indikatoren nicht einbezogen sind - aber auch als das Inanspruchnahmeverhalten interpretieren: Der umgekehrt U-förmige Verlauf kann das Resultat der Gelegenheitsstruktur für etwaige Arztbesuche sein. Jüngere (Schüler, Studenten u.ä.) so wie ältere Befragte (Pensionäre, Rentner) haben häufiger Gelegenheit, einen Arzt aufzusuchen. Möglicherweise ist in diesen Gruppen die Gelegenheit besser und die Bereitschaft höher, einen Arzt auch wegen subjektiv nicht bedeutsamer Bagatellen aufzusuchen. Dies würde sich - wie in Abbildung 2 - auf den Zusammenhang zwischen Arztbesuchen und subjektivem Gesundheitsempfinden vermindernd auswirken. In Anlehnung an eine oben angeführte Argumentation ist eine weitere Erklärung denkbar: Jüngere Befragte verfügen wegen noch andauernder Schul- und Berufsausbildung und wegen biologisch bedingt geringerer Erfahrung mit Krankheiten über eine weniger realistische Einschätzung als Personen mittleren Alters. Daß die Stärke des Zusammenhanges bei über 60jährigen wieder geringer ist, läßt sich ebenfalls mit einem intervenierenden Bildungseinfluß erklären. Denn ältere Kohorten verfügen über geringere Bildung und damit entsprechend unserer Ausführungen im zweiten Abschnitt auch über ein negativeres Gesundheitsempfinden.

In den multivariaten linearen Regressionsanalysen wurde in Modell 1 das Alter nicht dezimal, sondern mittels Altersdummies aufgenommen. Dies hat den Vorteil, nichtlineare Verläufe modellieren und visualisieren zu können. Die Effektgrößen sind durchgängig höher als in dem saturierten Modell 2. Offensichtlich gründet der Alterseffekt in Modell 1 teilweise auf einem Bildungs- und einem Regionaleinfluß. Zu der oben explizierten Begründung des

17

Regionaleffektes kommt die in den Neuen Ländern geringere Arztdichte. Auftretende gesundheitliche Beeinträchtigungen schlagen sich evtl. nicht so unmittelbar in objektiv meßbaren Indikatoren nieder.

Unter Einbeziehung zahlreicher objektiver Indikatoren zeigt sich in Modell 1 ein negativer Alterseffekt. In Ermangelung einer etablierten Bezeichnung sei hier der Terminus 'pessimistic bias' vorgeschlagen. Dieser Befund widerspricht der eingangs ausgeführten Referenzgruppen- resp. Self-Labeling-Theorie ebenso wie einigen bisherigen empirischen Analysen (Übersicht 2). Bei den empirischen Studien von Levkoff et al. (1987) und Hooker / Siegler (1993) ergab sich dagegen ebenfalls ein (jedoch nicht signifikanter) negativer Alterseffekt.

Zumindest für die Aussagegesamtheit des vorliegenden Beitrags scheint weder die Referenzgruppen- noch die Self-Labeling-Theorie zur Erklärung des pessimistic bias brauchbar. Zu dessen Interpretation scheiden angesichts Modell 2 außerdem Ansätze aus, die sich auf altersbedingte Besonderheiten bezüglich des Geschlechts, der Bildung, des Familienstandes und der Wohnregion beziehen. Die Autoren Levkoff et al. (1987) und Hooker / Siegler (1993) haben den in ihren Publikationen ebenfalls festgestellten negativen Alterseffekt nicht interpretiert, so daß auf etablierte Interpretationsansätze nicht zurückgegriffen werden kann. Es lassen sich folgende Thesen zur Erklärung des gefundenen pessimistic bias anführen:

These 1: Die Operationalisierung einiger SOEP-Variablen ist nicht ausreichend valide. Während für die sozioökonomischen Variablen sowie für die Variable 'Behinderungsgrad' eine ausreichende Validität der SOEP-Daten gegeben ist (Hanefeld 1987, Rendtel 1995), könnte man bei den Variablen 'Arztbesuche', 'Kur', 'Chronisch Krank' und 'Krankenhausaufenthalte' problematisierend anmerken, daß diese Variablen zwar das Vorliegen einer Erkrankung, deren Schwere jedoch nur unzureichend operationalisieren. Dieses Argument gilt jedoch genauso für die zitierten US-amerikanischen Studien. In weiterführenden und hier nicht wiedergegebenen Anlaysen wurden zudem die unabhängigen Variablen zum objektiven Gesundheitszustand z.B. durch Bildung eines Summenindices und die Operationalisierung der Abhängigen durch eine fünfstufige sowie eine binäre Codierung variiert. Außerdem wurde die Linearregression durch logistische Regressionen und Backward-Regressionen ersetzt. Der signifikante negative Alterseffekt trat in allen Varianten auf.

18

These 2: Entscheidend für die subjektive Wahrnehmung des eigenen Zustandes ist - unter Konstanthaltung der objektiven Beeinträchtigungen - der individuell akzeptierte Maßstab. Ein negativer Alterseffekt tritt dann auf, wenn man sich mit zunehmendem Alter eher mit den gesünderen Kohortenmitgliedern vergleicht. Kranke Altersgenossen scheiden mit fortschreitendem Alter zunehmend aus der eigenen Perzeption aus. So ist aus jüngerer Forschung bekannt, daß gerade bei älteren Menschen aufgrund schlechterer Gesundheit und eingeschränkter Mobilität ein Rückzug in die „eigenen vier Wände" (Schmitz-Scherzer, 1995) typisch ist (ebd., Brandenburg 1996, Schneider 1998a). Auch nimmt mit dem Alter der Anteil der in Heimen und Alteneinrichtungen Institutionalisierten (die Institutionalisierungsquote) zu.[4] Sozialkontakte mit vergleichsweise kranken Kohortenmitgliedern werden geringer. Kontakte mit ebenso gesunden oder gesünderen Kohortenmitgliedern (beispielsweise beim Einkaufen, Spazierengehen oder bei gemeinsamen Unternehmungen usw.) bleiben viel eher bestehen und fungieren als individueller Maßstab. Zum anderen ist auch die Tendenz möglich, daß ältere Menschen sich eher mit Jüngeren (und damit tendenziell Gesünderen) vergleichen, weil durch die aufgrund der Sterblichkeit zurückgehende Kohortenstärke die Interaktionswahrscheinlichkeit mit Gesünderen zunimmt.

These 3: Das allgemeine Wohlbefinden ist nicht nur im Alter ein Kompositum aus spezifischen Gesundheitsaspekten, der Zufriedenheit mit der eigenen ökonomischen Situation, der Qualität der Sozialbeziehungen usw. (Smith, 1996). Für jeden einzelnen dieser Aspekte ist eine negative Veränderung im Alter typisch (Schachtner, 1996, Schneider, 1998b, Smith, 1996). Angesichts der Interaktionseffekte zwischen diesen Bereichen und dem allgemein bekannten Abnehmen des subjektiven Wohlbefindens im Alter[5] kann ein negativer Alterseffekt unter Konstanthaltung der objektiven Gesundheitsbeeinträchtigungen durch die Einbeziehung der genannten negativen Veränderungen in die Bewertung erklärt werden.

Angesichts der einleitend dargestellten individuellen Bedeutung des subjektiven Gesundheitsempfindens und der im Gegensatz dazu im deutschen Sprachraum bislang vernachlässigten Forschung sollte es Aufgabe zukünftiger Forschung sein, weitere konstituierende Faktoren subjektiven Gesundheitsempfindens zu identifizieren. Insbesondere

---

[4] Dabei erfolgt der Heimeintritt zu 56% aus gesundheitlichen Gründen (Klein et al. 1997, Schneider 1998a, Schneider 1998b).
[5] Gemeint ist hier der bivariate Zusammenhang zwischen Alter und Wohlbefinden (Smith, 1996, 498, FN 1)

sollte der bislang uneinheitlich gefundene Einfluß des Lebensalters auf das subjektive Gesundheitsempfinden weiter geklärt werden.

Literatur:

Angel, R., P. Thoits: The Impact of Culture on the Cognitive Structure of Illness. Culture, Medicine and Psychiatry 11 (1987) 465-494.

Borchelt, M., R. Gilberg, A. L. Horgas, B. Geiselmann: Zur Bedeutung von Krankheit und Behinderung im Alter, Berlin (1996) 449-474.

Bundesministerium für Familie und Senioren (Hrsg.): Erster Altenbericht - Die Lebenssituation älterer Menschen in Deutschland. Bonn 1993.

Cockerham, W. C., K. Sharp, J. A. Wilcox: Aging and Perceived Health Status. Journal of Gerontology 38 (1983) 349-355.

Fabricius, H., M. Martin: Zur hohen Sterblichkeit in Pflegeheimen. Aktuelle Gerontologie 13 (1983) 31-34.

Ferraro, K., F.: Self-Ratings of Health Among the Old and Old-Old. Journal of Health and Social Behavior 20 (1980) 377-383.

Gesundheitsreferat der Landeshauptstadt München (Hrsg.): Gesundheit im Alter. Schwerpunktbericht der Münchner Gesundheitsberichterstattung. München 1995.

Hanefeld, U.: Das Sozio-ökonomische Panel. Grundlagen und Konzeption. In: Deutsches Institut für Wirtschaftsforschung Berlin, und Sonderforschungsbereich 3 der Universitäten Frankfurt und Mannheim (Hrsg.): Sozio-ökonomische Daten und Analysen für die Bundesrepublik Deutschland (Bd. 1). Frankfurt am Main, New York 1987.

Hooker, K., I. C. Siegler: Life Goals, Satisfaction, and Self-Rated Health: Preliminary Findings. Experimantal Aging Research 19 (1993) 97-110.

Jylhä, M., E. Leskinen, E. Alanen, A. Leskinen, E. Heikkinen: Self-Rated Health and Associated Factors Among Men of Different Ages. Journal of Gerontology 41 (1986) 710-717.

Klein, T., S. Gabler: Der Altenheimsurvey: Durchführung und Repräsentativität einer Befragung in den Einrichtungen der stationären Altenhilfe. ZUMA-Nachrichten 38 (1996) 122-134.

Klein, T., I. Salaske, H. Schilling, S. Schneider, E. Wunder: Altenheimbewohner in Deutschland: Befragbarkeit, sozialstrukturelle Charakteristiken und die Wahl des Heims. Zeitschrift für Gerontologie und Geriatrie 30 (1997) 54-67.

Larson, R.: Thirty Years of Research on the Subjektive Well-Being of Older Americans. Journal of Gerontology 33 (1978) 109-125.

LaRue, A., L. Bank, L. Jarvik, M. Hetland: Health in Old Age: How do Physicans Ratings and Self-Ratings Compare? Journal of Gerontology 34 (1979) 687-691.

Lehr, U., M. Grünendahl: Objektive and Subjektive Health: Correlates in Cross-sectional and Longitudinal Perspektive. Paper to the IV European Congress of Psycholgy, July 2-7 1995 Athen 1995.

Levkoff, S. E., P. D. Cleary, T. Wetle: Differences in the Appriasal of Health between Aged and Middle-Aged Adults. Journal of Gerontolgy 42 (1987) 114-120.

21

Linn, B., M. W. Linn: Objective and Self-Assessed Health in the Old and Very Old. Social
Science and Medicine, 14 (1980) 311-315.

Maddox, G.L., E.B. Douglas: Self-Assessment of Health: A Longitudinal Study of Elderly
Subjects. Journal of Health and Social Behavior 14 (1973) 87-93.

Markides, M.: Predicting Self-Rated Health Among the Aged. Research on Aging 1 (1979)
98-   112.

Perrig-Chiello, P., W. J. Perrig, H. B. Stähelin, E. Krebs-Roubicek, R. Ehrsam:
Wohlbefinden, Gesundheit und Autonomie im Alter: Die Basler IDA-Studie
(Interdisziplinäre Altersstudie). Zeitschrift für Gerontologie und Geriatrie 29 (1996)
95-109.

Rendtel, U.: Lebenslagen im Wandel. Panelausfälle und Panelrepräsentativität. Frankfurt,
New York 1995.

Rodgers, W. L., R. Herzog: Interviewing Older Adults: The Accuracy of Factual Information.
Journal of Gerontology 42 (1987) 387-394.

Salaske, I.: Die Befragbarkeit von Bewohnern stationärer Alteneinrichtungen unter
besonderer Berücksichtigung des Verweigerungsverhaltens. Eine Analyse mit Daten
des Altenheimsurvey. KZfSS 49 (1997) 291-305.

Salthouse, T. A., D. H. Kausler, J. S. Saults: Age, Self-Rated Health Status and Cognition.
Journal of Gerontology 45 (1990) 156-160.

Schachtner, C.: Alter und Gesundheit. Ausgewählte Krankheitsdaten und Möglichkeiten der
Gesundheitsförderung. Zeitschrift f. Gesundheitswissenschaften 4 (1996) 132-151.

Schneider, S.: Ältere Bundesbürger in Privathaushalten und in Heimen. Lebenssituation und
Heimeintrittsgründe. Sozialer Fortschritt 47 (1998a) 30-37.

Schneider, S.: Warum ziehen ältere Menschen in ein Heim? Ein Überblick über den aktuellen
Forschungsstand. Sozialwissenschaften und Berufspraxis 21 (1998b) 103-117.

Schuhmacher, J., T. Gunzelmann, E. Brähler: Lebenszufriedenheit im Alter. Differentielle
Aspekte und Einflußfaktoren. Zeitschrift für Gerontopsychologie und -psychiatrie 1
(1996) 1-17.

Simmon, M.: Zur Lebenssituation älterer Menschen in Privathaushalten der Hansestadt
Lübeck, Analyse und Datenreport einer Repräsentativstudie. Frankfurt / Main 1993.

Smith, J., W. Fleeson, B. Geiselmann, R. Settersten, U. Kunzelmann: Wohlbefinden im hohen
Alter: Vorhersagen aufgrund objektiver Lebensbedingungen und subjektiver
Bewertung. Berlin (1996) 497-523.

Stolar, E. G., M. I. MacEntee, P. Hill: Seniors Assessment of Their Health and Life
Satisfaction. The Case of Contextual Evaluation. International Journal of Aging and
Human Development 35 (1992) 305-317.

Werner, K.: Zum objektiven und subjektiven Gesundheitszustand ausgewählter Gruppen der
Bevölkerung im ehemaligen Bezirk Halle. Das Gesundheitswesen 54 (1992) 139-145.

Willits, F., D. M. Crider: Health Rating and Life Satisfaction in the Later Middle Years.
Journal of Gerontology 43 (1988) 172-176.

Zimmermann, R.: Alter und Hilfsbedürftigkeit: Zur Soziologie von Krankheit, psychischen
Leiden und sozialer Abhängigkeit alter Menschen. Stuttgart 1977.

.

23

Autorenprofil:

Sven Schneider, Jahrgang 1969, Soziologe M.A., Diplom-Betriebswirt (BA), Studium der Betriebswirtschaftslehre an der Staatl. Berufsakademie in Mannheim, Studium der Soziologie, Erziehungswissenschaften und Psychologie an der Ruprecht-Karls-Universität in Heidelberg, Mitarbeit in wissenschaftlichen und kommerziellen Forschungsprojekten, Mitarbeit im DFG-Projekt 'Der Heimeintritt alter Menschen und Chancen seiner Vermeidung' unter der Leitung von Prof. Dr. Thomas Klein, Institut für Soziologie der Universität Heidelberg. Nebenberufliche Tätigkeit in der Aus- und Weiterbildung. Publikationen zu: Quantitative Sozialforschung, Gerontologie, Abweichendes Verhalten, Sport- und Betriebssoziologie.

Letzte Publikationen:

Ältere Bundesbürger in Privathaushalten und in Heimen. Lebenssituation und Heimeintrittsgründe. Sozialer Fortschritt 47 (1998a) 30-37.

Warum ziehen ältere Menschen in ein Heim? Ein Überblick über den aktuellen Forschungsstand. Sozialwissenschaften und Berufspraxis 21 (1998b) 103-117.